Dieta Vegana Para Principiantes

Guía y Libro de Cocina Para la Dieta Vegana Para Principiantes - Recetas Fáciles de Cocinar Para Perder Peso y Mantenerse Saludable + 30 Deliciosas Recetas

Por Simone Jacobs

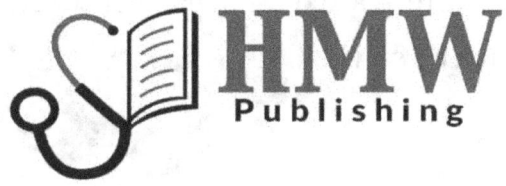

Para más libros geniales, visite:

HMWPublishing.com

Descargue otro libro de forma gratuita

Quiero darle las gracias por la compra de este libro y ofrecerle otro libro (igual de largo y valioso como este libro), "Errores De Salud Y Fitness Que No Sabe Que Está Cometiendo", completamente gratis.

Visite el siguiente enlace para registrarse y recibir: www.hmwpublishing.com/gift

En este libro, voy a desglosar los errores de fitness y salud más comunes, que probablemente está cometiendo ahora mismo, y voy a revelar cómo puede conseguir fácilmente la mejor forma de su vida!

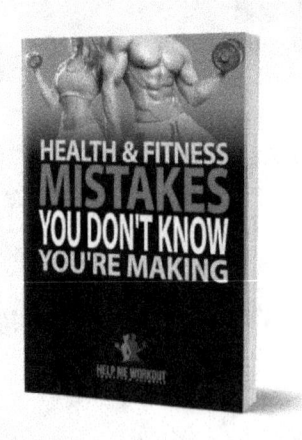

Además de este valioso regalo, también tendrá la oportunidad de conseguir nuestros nuevos libros de forma gratuita, entrar en sorteos y recibir otros valiosos correos electrónicos de mi parte. De nuevo, visite el enlace para inscribirse:

www.hmwpublishing.com/gift

Tabla de Contenido

Introducción   8

Capítulo 1: Los Fundamentos de Ser Vegano   11
    Diferentes Tipos de Dietas Veganas 13
    Antes de Dar el Gran Paso..16
    Lo Que Realmente Es Una Dieta Vegana.........................21
    Haciendo a un Lado Los Mitos del Veganismo................24

Capítulo 2: Los Beneficios para la Salud de una Dieta Vegana   28
    ¿Es la decisión correcta para usted? 28
        Salud 29
        Ambiente 30
        Ético..31
    Hacerse Vegano y Perder Peso 32
    Comprendiendo la Nutrición Vegana.................................33
        Grasa..34
        Ácidos Grasos Omega 3 35
        Proteína...35
        La Vitamina D y la Vitamina B12 36
        Calcio...37
        Otros Minerales 38

Capítulo 3: Cómo Realizar la Transición a una Dieta Vegana   41
Transición a Alimentos de Origen Vegetal 41
Equipando su Cocina de la Manera Correcta 45
Cumpliendo con un Nuevo Estilo de Vida 51

Capítulo 4: Evitando Estos Errores Comunes   57
Evitando los Riesgos del Veganismo 57
Escribiendo su Plan de Dieta Vegana 61
Características Nutricionales de su Dieta Vegana 64
    Macros Calóricos (Macronutrientes) 64

Capítulo 5: Recetas Veganas de Desayuno 72
Waffles de Cebollín con Champiñones en Soya y Arce . 72
Tostadas con Salsa de Aguacate y Frijoles Mexicanos.... 76
Panecillos de Amapola y Limón 79
Crepes Veganos 81
Panquecas de Garbanzo y Avena 83

Capítulo 6: Recetas de Almuerzos Veganos   85
Sofrito de Seitán y Frijol Negro 85
Quiche de Espinacas y Tofu Sin Huevo 90
Macarrones Veganos Sin Queso 92
Pasta con Tomate, Albahaca y Aceite de Oliva 95
Hamburguesa de Zanahoria, Arroz y Nueces 97

Capítulo 7: Recetas de Cenas Veganas   99
- Curry de Batatas y Coco 100
- Pie Shepherd Vegano 103
- Asado de Verano de Verduras y Garbanzos 107
- Verduras y Tofu en Salsa de Maní 109
- Fajitas Veganas 111

Capítulo 8: Recetas de Postres Veganos   114
- Pastel Vegano de Zanahoria 114
- Barras de Galletas de Carmelo Salado 118
- Helado de Menta-Chip y Leche de Coco 121
- Pastel de Naranja Vegano 123
- Merengues de Rosa Veganos 125

Capítulo 9: Sopas, Guisos y Ensaladas Veganas 127
- Ensalada de Bulgur Crujiente 127
- Sopa de Tomate 130
- Guiso de Cebada y Lentejas 133
- Sopa de Espinaca y Lentejas 135
- Frijoles Negros y Ensalada de Maíz 137

Capítulo 10: Recetas de Snacks y Batidos Veganos 139
- Smoothie de Fresa y Avena 139
- Quesadillas de Batata, Chile y Mantequilla de Maní 141

Mermelada de Fresa Cruda 143

Queso Crema Vegano de Anacardos 145

Smoothie de Col Rizada y Banana 147

Capítulo extra: Plan de Inicio Vegano de 14 Días 148

Últimas palabras 156

Sobre el co-autor 158

Introducción

Quiero agradecerle y felicitarlo por la compra de la "Dieta Vegana para Principiantes: Guía y Libro de Cocina Para la Dieta Vegana Para Principiantes."

Este libro lo lleva en un viaje espectacular de comida y verduras, específicamente. Si usted no está enamorado de sus amigas las verduras, es hora de que aprenda a tomar ventaja de los muchos beneficios que le ofrecen. El veganismo no es una moda, es un estilo de vida y está recibiendo la mejor guía a través de todo el recorrido, con este libro. Gracias por otra vez por adquirir este libro, ¡espero que disfrute la lectura!

Además, antes de empezar, le recomiendo unirse a nuestro boletín de correo electrónico para recibir actualizaciones de próximos lanzamientos de libros o promociones. Usted puede inscribirse de forma gratuita, y como bono, recibir un regalo: ¡nuestro libro "Errores de Salud y Fitness que No Sabe que Está Cometiendo"! Este libro ha sido escrito para desmitificar, exponer los "qué hacer" y "qué no hacer" principales y, finalmente, para equiparlo con la información que necesita para estar en la mejor forma de su vida. Debido a la abrumadora cantidad de información errónea y mentiras de revistas y de "gurús" autoproclamados, se está volviendo cada vez más difícil obtener información fiable para ponerse en forma. En lugar de tener que pasar por decenas de fuentes sesgadas y poco confiables para obtener información sobre su salud y bienestar. Todo lo que necesita para ayudarlo se ha desglosado en este libro, para que pueda entenderlo fácilmente y obtener resultados inmediatos con el fin de alcanzar sus objetivos deseados en el menor tiempo posible.

Una vez más, para unirse a nuestro boletín de correo electrónico gratuito y para recibir una copia gratuita de este valioso libro, visite el enlace y regístrese ahora: **www.hmwpublishing.com/gift**

Capítulo 1: Los Fundamentos de Ser Vegano

El veganismo es una dieta específica que implica la abstinencia completa de todo tipo de productos de origen animal. Y los que deciden convertirse en veganos, lo hacen debido a las siguientes razones:

1. Veganismo Dietético. Es un estricto veganismo, y cuando sigue este tipo de dieta, se mantiene alejado de todo tipo de productos animales, incluyendo productos lácteos y huevos. Cualquier cosa que provenga de una fuente animal debe ser evitada.

2. Veganismo Ético. Es un tipo de veganismo que va más allá de las restricciones alimentarias porque una persona que es vegana ética también se

abstendrá del uso de animales y productos de origen animal, para cualquier propósito, como la ropa.

3. Veganismo Ambiental. Es un tipo de veganismo nacido del entendimiento de que los medios en que se obtienen los productos animales son dañinos para el medio ambiente.

¿Está pensando en ser vegano? ¿Está pensando en dar el gran salto pero le preocupan muchas cosas? En las siguientes páginas, descubrirá suficiente información como para obtener un equilibrio cómodo durante el viaje que está contemplando tomar u obtener aún mayor comprensión si ya se ha comprometido en ser vegano.

Diferentes Tipos de Dietas Veganas

Ha analizado las razones comunes por las cuales las personas deciden ser veganos. Aquí hay una lista de los diferentes tipos de dietas veganas. Si está explorando qué dirección tomar, sepa que puede elegir ser uno de estos:

1. **Vegano Ético** - Como se menciona en la página anterior, un vegano ético es alguien que se abstiene de ingerir todo tipo de animales y subproductos de origen animal como carne, queso, miel, productos lácteos, huevos y pescado. Además de eso, no usa ropa ni accesorios hechos de animales como seda, cuero y pieles; y tampoco usa productos cosméticos probados en animales. A veces su posición moral va más allá del consumo; ya que pueden boicotear una tienda que vende cualquier producto animal. Los circos y los

zoológicos son una vergüenza para ellos; y su posición como vegano es que todos los seres vivos son iguales, por lo que los animales no deben ser explotados, de ninguna manera.

2. **Vegano Basado en Plantas** - Muchos veganos que basan su dieta en las plantas deciden ser veganos por razones de salud. Su dieta no es muy estricta, por lo que pueden consumir miel o aceite de pescado; y a diferencia de los veganos éticos, puede que no eliminen el uso de productos derivados de los animales como en ropa y así sucesivamente.

3. **Crudivegano** - Una persona que elige convertirse en crudivegano para aprovechar los beneficios de salud que brinda. Su dieta es estricta porque aparte de abstenerse de animales o subproductos

animales, no consumen nada que sea cocinado por encima de 115°F. Cocinar generalmente reduce los nutrientes esenciales de las verduras. La dieta crudivegana estará compuesta de verduras, frutas, nueces, germinados, semillas, raíces, especias naturales, hierbas frescas, aceites prensados en frío, mantequillas de nueces crudas, leche de nueces crudas, algas marinas, aceitunas no procesadas, frutas secas, salsa de soja no pasteurizada, cacao en polvo, vinagres y jarabe puro de arce.

4. **Vegano Comida Chatarra** - Un vegano comida chatarra es alguien que es un vegano ético, pero no le preocupan en absoluto los beneficios para la salud de ser vegano. Significa que no se adhiere a los aspectos de salud de la dieta, y consume comida chatarra vegana, quizá de manera excesiva.

Es una prueba de que ser vegano no significa automáticamente que estás comiendo de manera saludable.

Antes de Dar el Gran Paso

En lo que sea que haga, es bueno obtener el consejo de expertos. Especialmente si está por hacer algo por primera vez, y no tiene ni idea, algunos consejos serán valiosos.

Antes de dar el gran paso, aquí hay algunas cosas que hay que saber:

1. **No se apure.** El camino no será fácil, pero será fructífero, especialmente cuando lo termine. Independientemente de cuán grande sea la montaña que tenga por delante, debe ir a su propio ritmo. Trate de no tener prisa. Confíe en que llegará allí, un paso a la vez. Si tiene que ir

eliminando un producto animal a la vez, hágalo de esa manera. Si quiere comenzar con una ncomida vegana al día, adelante. El punto es que llegue allí, no importa cómo o qué tan rápido.

2. **Concéntrese en frutas y verduras.** El gran error que cometen las personas al hacerse veganas es que consumen demasiados productos de almidón como papas, pasta, arroz y pan. Para compensar la ausencia de carnes, se llenan de almidón rico en vitaminas y nutrientes como vegetales y frutas.

3. **No tenga miedo de experimentar.** Mucha gente piensa que los veganos están desnutridos, pero eso no es cierto. Debería ser más abierto a explorar el mundo del veganismo para que pueda maximizar por completo sus beneficios. Juegue

con los sabores y ábrase a platos nuevos, para que pueda ampliar su horizonte.

4. **Elija granos enteros.** En lugar de comer tanta pasta y pan, elija granos enteros. Estos también serán una buena fuente de proteínas, así que asegúrese de llenar su despensa de varios tipos de granos.

5. **Encuentre el apoyo adecuado.** La gente dice que es más fácil arreglárselas con la ayuda de amigos y eso tiene un gran valor, especialmente cuando eres un vegano "bebé". Apoyarse en un grupo es bueno porque se hacen responsables el uno por el otro. Tendrá a alguien que le molestará, recordará, motivará, inspirará y guiará a través de todo. Puede compartir experiencias, consejos, dificultades, etc.

6. **Decida acerca de cómo adquirir la comida.** Esto puede parecer ridículo, pero es crucial. ¿Va a cocinar la comida o va a pagar por comida vegana a domicilio? Debe darse cuenta de que tomar las decisiones correctas con respecto a sus alimentos va a ser muy difícil, por lo que debe tener el control total. Al cocinar su comida, sabrá con certeza lo que hay en su plato: pedir comida de un servicio de catering vegano es bueno porque le quita la presión, pero no tiene mucha elección sobre lo que le entreguen en su casa. Aun así, estas opciones serán más fáciles en comparación con buscar un menú en un restaurante para ver qué se ajusta a su dieta.

7. **Simplifique su vida.** Líbrese de los viejos hábitos. Empezando por la casa, limpie el refrigerador y la despensa para eliminar todo lo

que vaya en contra de su nueva dieta. Además, debe realizar cambios en su rutina: menos visitas a la tienda de conveniencia y a los locales de comida rápida que no necesite, a menos que esté seguro de que encaja con su nuevo estilo de vida.

8. Estudie **la dieta de cerca**. Eventualmente, se acostumbrará, pero como novato, es posible que se sienta completamente perdido. Antes de comenzar, debe darse un tiempo para aprender. Este libro es una excelente manera de comenzar, ya que le proporcionará un resumen de todas las cosas que debe saber. No se contente con saber poco. Si va a hacer esto, debe hacerlo bien, por lo que debe estudiarlo. Su objetivo es dominar la dieta, incluso con los ojos cerrados. De esa forma puede estar seguro de que las cosas no van a salir mal.

9. **Sea amable con usted mismo.** Será difícil, y tendrá problemas, pero uno o unos días no deben definir su viaje, así que no se castigue. Si se cae, vuelva a ponerse de pie y continúe. No se apresure a abandonar su viaje, valdrá la pena al final.

10. **Aprenda a complementar.** Hay ciertas cosas que pueden estar faltando en su dieta, como el hierro, por lo que debe tomar suplementos. No puede privarse de lo que necesita para funcionar de manera eficiente, por lo que observe detenidamente su dieta y determine qué suplementos necesita agregar.

Lo Que Realmente Es Una Dieta Vegana

Hay una gran interrogante que se cierne sobre todo el fenómeno vegano. Parece que las personas se confunden con los términos y las inclusiones, por lo que si va a emprender esto de verdad, debe ser plenamente consciente.

La confusión está entre Veganismo y Vegetarianismo. Los vegetarianos no comen aves de corral, pescado y carne. Los veganos son vegetarianos que tampoco comen ni usan productos lácteos, huevos, cosméticos, lana, seda y jabones fabricados a partir de productos de origen animal.

Sobre la base de la discusión anterior, uno puede elegir ser vegano por muchas razones:

- Salud
- Ambiente
- Ética

¿Por qué quieres ser un vegano? El fenómeno del veganismo se remonta a 1944. Sin embargo, fue en 1949 que Leslie J Cross dio su primera definición: "El principio de la emancipación de los animales de la explotación por el hombre para buscar el fin del uso de animales por el hombre para la comida, las mercancías, el trabajo, la vivisección y por cualquier otro uso que implique la explotación del animal por el hombre."

Esta definición ha evolucionado desde entonces, pero, con respecto a la comida, la dieta de un vegano consistirá en verduras, frutas, semillas, granos, nueces, legumbres y frijoles.

Haciendo a un Lado Los Mitos del Veganismo

Existen opiniones contradictorias sobre la dieta vegana, y si tiene dudas, es posible que le preocupen algunos de los mitos. Antes de comenzar, es necesario que elimine estos mitos para evitar la confusión. Debe entender el veganismo como un todo antes de decidir al respecto, por lo que es hora de que enfrente la verdad:

- **"La comida es sosa y aburrida."** La gente piensa que la comida vegana no tiene carácter, pero eso es completamente incorrecto. Este libro le dará fantásticas recetas 100% veganas que le harán agua la boca. Hay muchas maneras de condimentar un plato de verduras si sabe qué hacer. Y sobre perderse de toda la comida, usted está acostumbrado, entienda que si sabe dónde buscar, hay alternativas veganas que satisfarán cada antojo que tenga.

- **"Se pondrá frágil y débil."** La gente piensa que la dieta vegana es insuficiente de todo lo necesario, y que se sentirá débil porque su cuerpo está continuamente con deficiencias. ¿Sabe que muchos atletas mantienen una estricta dieta vegana? Una dieta basada en plantas puede proporcionarle lo que necesita, siempre que sepa cómo hacerlo bien.

- **"Eso no es saludable."** En pocas palabras, vegano es bajo en grasa, y es una dieta estricta a base de plantas y está comprobado que revierte y mejora las condiciones de salud para las personas con enfermedades cardíacas y diabetes. También previene la obesidad, que es un problema creciente en todo el mundo. ¿Cómo es que eso no es saludable, en absoluto? Aun así, vegano no significa automáticamente que sea saludable, principalmente si consume mucha comida chatarra vegana. Pero idealmente, la forma más simplista de esta dieta es muy beneficiosa para su salud.

- **"Es caro de mantener."** Quédese con los alimentos básicos: plátanos, papas, granos y frijoles, porque no solo son los más saludables, también son los más convenientes. Si sabe cómo jugar con estos ingredientes, se dará cuenta de que la dieta vegana es muy rentable. ¿Alguna vez se ha fijado en qué tan baratas son las verduras? No tienen que ser alimentos integrales; solo debe saber cómo usar la comida que puede tener.

- **"Comer fuera va a ser una pesadilla."** La gente tiene tanto miedo de hacer el cambio a vegano porque piensan que comer fuera será muy difícil. Si conoce la dieta vegana de principio a fin, se dará cuenta de que hay muchas opciones para usted. Además, ahora hay más lugares veganos, por lo que no será tan difícil. Incluso puede pedirle al camarero una alternativa vegana a un plato que desea pedir si quiere hacer las cosas más fáciles para usted.

- **"Le faltarán proteínas."** Ya que no está comiendo carne, ¿sabe de dónde obtener su proteína? La proteína se puede obtener de frijoles, nueces, legumbres y guisantes. No debe carecer de proteínas si incluye suficientes de estos en su dieta.

Capítulo 2: Los Beneficios para la Salud de una Dieta Vegana

Solo porque esté tomando la ruta vegana no significa que sea el epítome de la salud. Pero la dieta vegana más cuidadosamente planeada puede ser muy beneficiosa para su salud y bienestar.

¿Es la decisión correcta para usted?

¿Por qué debería ser vegano? De las muchas disciplinas dietéticas, ¿por qué debería destacar el veganismo? La gente elige ser vegano por tres cosas principales: su salud, el medioambiente y por razones éticas.

Si desea solidificar su movimiento, es posible que desee comprender los tres aspectos íntimamente:

Salud

Con respecto a la salud, usted toma el rumbo al veganismo y acepta el mundo de las frutas y verduras porque se da cuenta de que son sus apuestas más seguras contra todo tipo de enfermedades:

- Cáncer (Cáncer de Colon y Cáncer de Próstata)
- Enfermedad Cardiovascular
- Hipertensión
- Enfermedad Isquémica del Corazón
- Obesidad
- Derrame
- Diabetes Tipo 2

El mundo es muy tóxico. Hay muchos venenos potenciales en el mundo de la alimentación, y cuando finalmente se dé cuenta del impacto de este hecho, sepa que puede hacer un cambio hacia el veganismo y cambiar su vida. Un plan de alimentación vegana bien construido puede ser muy saludable. Su estilo de vida vegano puede prolongar su vida y mejorar la calidad de vida que usted vive.

Ambiente

La comida es una necesidad. La producción de alimentos se ha convertido en una prioridad, y ha sido un gran problema durante mucho tiempo, pero el mundo no podrá mantener los impactos agrícolas si continúa al ritmo actual. La demanda de productos animales ha aumentado significativamente a través de los años, por lo que hacerse vegano también implica decidir salvar el planeta.

Las prácticas involucradas en la producción de alimentos explotan en gran medida los recursos naturales del planeta. Si esto continúa, las condiciones empeorarán y, finalmente, no habrá suficiente comida para alimentar a todos.

Debe comprender que la adopción de un estilo de vida vegano dará lugar a una menor huella de carbono. Por lo tanto, es más que una opción saludable para su cuerpo, también está dando un giro saludable para el planeta (y para todos los demás en él).

Ético

¿Ha pensado en cómo el pollo en su plato llegó a su mesa? El mundo ha disfrutado durante mucho tiempo del consumo de carne sin tener en cuenta la terrible verdad que implica la matanza de animales para la alimentación.

No es necesario ser un amante de los animales para dejar que esto continúe. Pero muchos de los métodos conocidos son muy invasivos, y la única forma en que puede actuar activamente contra estas prácticas no saludables es negarse a apoyarlo. Su inicio al veganismo le dice al mundo que usted es el tipo de persona que no se quedará de brazos cruzados y fingirá que está bien dañar a los animales.

Aquellos que eligen ser veganos toman esta decisión de todo corazón, ya sea por su salud, el medio ambiente o el bienestar de los animales. Sabiendo lo que sabe ahora, ¿cree que esta es la decisión correcta para usted?

Hacerse Vegano y Perder Peso

La obesidad es un problema importante a nivel mundial y muchas vidas se pierden, todos los días, debido a los efectos nocivos de la obesidad. De alguna manera, todo empieza a empeorar cuando comienza a acumular kilos de más. Aunque estar en forma no garantiza una salud óptima, la obesidad no es algo que debería aceptar.

El veganismo y la pérdida de peso dependen principalmente del alto contenido de fibra de verduras y frutas. La fibra, si no lo sabe, es como una aspiradora en su sistema. Cuando come mucha fibra, su cuerpo será más eficiente para limpiar su tracto digestivo de toxinas. Además de sus propiedades de limpieza, las verduras son extremadamente bajas en calorías, por lo que ayudarán a controlar el peso en comparación con otro tipo de dieta.

Comprendiendo la Nutrición Vegana

Entonces, ¿cómo puede maximizar los beneficios de ser vegano? Todo suena bien en papel, pero ¿cómo se puede aplicar este estilo de vida para que su cuerpo reciba la cantidad adecuada de nutrición que necesita?

Grasa

Mientras piensa que está siendo inteligente al perder grasa, al hacerse vegano, el cuerpo todavía necesita ser provisto de grasa. Para apoyar esto, puede obtener su grasa de lo siguiente:

- Aguacate
- Coco
- Mantequilla de nueces (mantequilla de anacardo, mantequilla de cacahuete o maní, mantequilla de nuez, mantequilla de almendra, mantequilla de avellana)
- Nueces
- Aceites (aceites de coco, aceite de oliva, aceite de aguacate, aceite de canola, aceite de salvado de arroz)

- Mantequilla de semillas (mantequilla de semillas de calabaza, mantequilla de girasol, mantequilla de semillas de cáñamo)

Ácidos Grasos Omega 3

Un tipo saludable de grasa, puede obtener ácidos grasos omega-3 del aceite de canola, linaza, aceite de linaza, soja, tofu y nueces.

Proteína

La gente piensa que la proteína solo proviene de animales y subproductos animales. El cuerpo la necesita porque los músculos y los huesos dependen de ella para una estructura y reparación sanas. Si va a ser vegetariano, obtendrá su proteína de:

- Almendras
- Brócoli

- Garbanzos
- Col rizada
- Lentejas
- Mantequilla de maní
- Chícharos
- Papas
- Arroz
- Leche de soja
- Espinacas
- Tofu
- Pan integral

La Vitamina D y la Vitamina B12

La vitamina D no se obtiene fácilmente en la dieta vegana. La B12, por otro lado, es escasa, pero la demanda es bastante baja. De todos modos, debe suministrar su dieta adecuadamente. Por supuesto, la fuente más natural de vitamina D sigue siendo la luz solar, pero también puede obtenerla de leche de arroz enriquecida con vitamina D y leche de soja. En el caso de la Vitamina B12, sus fuentes veganas son:

- Levadura nutricional Red Star (fórmula vegetariana para deportes)
- Miso
- Algas marinas
- Tempeh

Calcio

No hay duda de que el cuerpo necesita calcio, zinc, hierro y todo tipo de minerales. El calcio es necesario para tener huesos sanos, y se obtienen de las siguientes fuentes:

- Almendras
- Melaza

- Leche de soja enriquecida con calcio
- Jugo de naranja fortificado con calcio
- Vegetales verdes
- Granos de soja o soya
- Yogur de soja
- Tahini
- Tofu

Otros Minerales

Hierro, que es necesario para la salud de la sangre, se obtiene convenientemente de lo siguiente:

- Hojas de remolacha
- Frijoles negros
- Frijol de careta o frijo chino
- Melaza
- Bokchoi
- Bulgur

- Garbanzos
- Col rizada
- Frijoles rojos
- Lentejas
- Chícharos
- Jugo de ciruela
- Pasas
- Granos de soja
- Acelga
- Tahini
- Tempeh
- Sandía

Zinc, es vital para las mujeres embarazadas y es esencial para el mantenimiento del sistema inmune. Puede ser obtenido de:

- Legumbres

- Nueces y semillas
- Granos
- Frijoles (frijoles, garbanzos)

Un buen conocimiento de los alimentos y su contenido nutricional es la clave.

Capítulo 3: Cómo Realizar la Transición a una Dieta Vegana

La transición de una dieta a otra va a ser una lucha. Abandonar viejas rutinas no será fácil, pero una transición exitosa es realmente impresionante. En este capítulo, aprenderá a controlar mejor su camino.

Transición a Alimentos de Origen Vegetal

Parece simple, pero puede preguntarle a cualquiera que lo haya hecho alguna vez, y ellos le dirán que no lo es. Hacer un cambio y adoptar nuevos hábitos puede ser muy complicado, pero no es imposible.

La mejor manera de abordar esto es seguir un proceso. Para hacer las cosas más simples y más alcanzables, necesitará un plan de ataque paso a paso. En su camino para convertirse en vegano, siga estos pasos para realizar una transición sin problemas:

- **Paso 1: Defina su motivación.** ¿Por qué está haciendo la transición? ¿Está haciendo esto por salud? ¿Está haciendo una elección ética para el medioambiente y/o para el bienestar de los animales? ¿Quiere perder peso? Es esencial que esto esté claro porque motivará su camino. Si esto no está definido adecuadamente, es bastante fácil vacilar. Pero cuando hay una base sólida establecida desde el principio, su transición estará respaldada por una poderosa motivación.

- **Paso 2: Ajuste sus expectativas.** No va a ser un paseo por el parque. Quien dijo que iba a ser fácil, probablemente no pasó por la transición. Es difícil, y querrá dejarlo, cada vez, así que debe estar preparado. Tiene que estar listo para luchar contra sí mismo, los impulsos, la tentación, etc. En pocas palabras, establezca sus expectativas de forma realista, pero no se olvide de recordarse a sí mismo que ya se ha hecho antes, para que pueda hacerlo también. Sí, es difícil, pero hay una recompensa notable al final.

- **Paso 3: Edúquese**. No puede pasar por esto sin sentarse y estudiarlo. El mundo del veganismo no es algo que se hace por capricho, porque hay mucho que aprender si lo hace bien. Es más que solo un conocimiento de qué comer y qué no comer. Este libro lo coloca en el lugar correcto, así que aprovéchelo.

- **Paso 4: Anote un plan**. Armado con la información correcta, puede hacer las cosas más alcanzables anotando sus ideas. Le servirá de guía para que no tenga que atravesarlo como un pollo sin cabeza. Un capítulo extra en este libro incluye un plan de comidas que puede usar. Puede ser una plantilla para el plan que escribirá usted mismo.

- **Paso 5: Tómeselo un día a la vez**. Por supuesto, toda esta preparación física y mental será en vano sin la acción correspondiente. Si está listo, entonces tiene que hacer que suceda. Solo tómelo un día a la vez. No tiene que apurarse. Si falla un día, empiece todo de nuevo. Eventualmente, las cosas le llegarán naturalmente, y se dará cuenta de que el veganismo ya está en su sistema.

Equipando su Cocina de la Manera Correcta

Para arrancar con su nuevo estilo de vida, debe convertir su cocina en una despensa vegana. Primero debe deshacerse de todo lo que no necesite, tirarlo o dárselo a alguien; luego tiene que planificar sus comidas; finalmente, tiene que ir de compras.

Comprar comida será divertido. Siempre que sepa qué poner en su carrito de compras, no debería ser tan difícil. Como principiante, debe comenzar con lo básico. Eventualmente, construirá una despensa vegana que está completamente equipada.

Comida	Fuentes
Sustitutos de Mantequilla	aceite y mantequilla vegana
Carbohidratos	pasta de trigo integral, fideos de soba
Sustitutos del Queso	levadura nutricional, queso de arroz, queso de soja, nueces y queso vegano casera
Condimentos	mayonesa vegana, mostaza no GMO, y salsa de tomate
Sustitutos Lácteos	yogur de almendras, yogur de coco, yogur de soja, queso crema vegano

Sustitutos de Huevo	puré de manzana y plátano, aquafaba, huevos arrurruz, huevos de semillas de chía, huevos de harina de garbanzos, huevos de almidón de maíz, huevos de semillas de lino molida, tofu
Frutas	Cualquier fruta de la temporada especialmente aquellas bajas en azúcar como el pomelo, limón, arándanos, limas, granadas, fresas, arándanos, grosellas negras
Sustitutos de la Leche	leche de almendras, leche de anacardo, leche de cáñamo, leche de avena, leche de arroz, leche de soja
Sustitutos de la Carne	salchichas Field Roast, productos Garden Fresh and Frozen, Sweet Earth

Nueces, Semillas y Frutos Secos	almendras, semillas de cáñamo, semillas de chía, semillas de lino molidas
Sustitutos de Carne Basados en Plantas	Arroz integral, bulgur, garbanzos, farro, legumbres, tofu orgánico no GMO, seitán, tempeh, quinoa, granos enteros marrones

Proteínas	alcachofas, espárragos, amaranto, almendras, frijoles, brócoli, frijoles de ojo negro, semillas de chía, garbanzos, frijoles de soya, guisantes, judías verdes, semillas de cáñamo, leche de cáñamo, lentejas, levadura nutricional, avena, mantequilla de maní, soja, espirulina, espinacas, pasta de sésamo, tofu, semillas de calabaza, quinoa
Condimentos	chile en polvo, comino, albahaca seca, orégano, romero, tomillo, chipotle molido, jengibre molido, cebolla en polvo, pimiento rojo, vinagre de arroz, sriracha, tamari o salsa de soja.

Edulcorantes	Melaza, jarabe de arce 100% orgánico, stevia sin procesar, zulka
Vegetales	Cualquiera que esté en temporada. Verduras de hoja verde (muy especialmente), pero añadir un montón de perejil, ajo, cilantro, menta y jengibre (para dar sabor)
Otros	vinagre de manzana, harina de garbanzo, humo líquido, aceitunas, pimientos rojos asados, tomates secados al sol

Cumpliendo con un Nuevo Estilo de Vida

Una vez que realice la transición exitosa al veganismo, su próximo objetivo es mantenerlo. Ha conquistado el proceso, por lo que es necesario que lo mantenga en su sistema; de lo contrario, será en vano.

¿Cómo puede mantenerse vegano, ahora que ya ha comenzado? Aquí hay algunas estrategias ganadoras que puede aplicar:

- **Mantenga su cabeza concentrada en el juego.** Recuerde siempre sus motivaciones y razones, porque se supone que estas deben orientar su viaje. Si quiere continuar, tiene que mantener la cabeza en el juego.

- **Encuentre la alegría en el comer vegano**. El error que cometen las personas es que consideran esta dieta como un "castigo". ¿Cómo puede encontrar la felicidad, en el castigo? Tiene que aprender a ver toda la experiencia con una perspectiva positiva. Explore las muchas recetas veganas increíbles y permítase disfrutar de la selección de alimentos. Saludable no tiene por qué ser aburrido. Vegano no es sinónimo de insulso. Puede ser magnífico.

- **Empaque su comida.** Si salir a cenar e irse de viaje siempre es una lucha para usted, anticipe lo peor. En lugar de ponerse en una posición incorrecta, prepárese para ello. Prepare su almuerzo para el trabajo, para viajes, reuniones, etc. No confíe en la existencia de un menú vegano. En cambio, tome el asunto en sus propias manos y empaque tu comida.

- **Encuentre sustitutos saludables.** Si tiene miedo de consentirse con algunos de sus antojos, entonces concédase sabrosos sustitutos que le ayudarán a llevar felicidad a su estómago.

- **Haga la transición lentamente.** Algunas personas considerarán abandonar de golpe su antiguo estilo de vida para adoptar una dieta completamente vegana, pero si cree que esto será imposible, puede ir al ritmo que pueda. Algunas personas comienzan por renunciar a un producto animal a la vez hasta que se vuelven completamente veganas. Puede comenzar con eliminar la carne o puede considerar abandonar todas las carnes, excepto los mariscos. Algunas personas comenzarán con una comida vegana por día hasta que estén más seguros de hacerse completamente veganos.

Agregue ejercicio. Si quiere darse espacio para la indulgencia y quiere relajar su dieta, por un momento, agregue algo de actividad física que mantendrá las cosas bajo control. Esto, a su vez, pondrá las cosas en un círculo completo de equilibrio porque no solo su conciencia de salud se centrará en la dieta, sino también en el ejercicio.

Capítulo 4: Evitando Estos Errores Comunes

Su viaje no va a ser fácil, y es probable que encuentre problemas en el camino. Especialmente si no tiene cuidado e ignora los riesgos, las cosas pueden salir mal.

Como siempre, la información adecuada será su arma más poderosa. Si se toma el tiempo para estudiar el veganismo, será más fácil para usted evitar cometer errores.

Evitando los Riesgos del Veganismo

Hay algunos riesgos que pueden surgir cuando se inicia la dieta vegana:

1. **Comer demasiadas calorías.** Como el arroz, el pan y los fideos no son animales, las personas tienden a recargarse de estos carbohidratos (almidón), por lo que terminan comiendo mucho más. En la medida de lo posible, concéntrese en los vegetales y granos porque son los más nutritivos. El error es que en lugar de ser vegetariano, uno termina siendo un "almidonívoro", y una dieta como esa es muy rica en calorías.

2. **Comer muy pocas calorías.** Bueno, si no come demasiado, es posible que esté comiendo muy poco. Las verduras son bajas en calorías, en general, y si su dieta se concentra en verduras, es posible que no suministre su cuerpo de manera eficiente. Esto, por supuesto, dará como resultado debilidad y enfermedad.

3. **No obtener suficientes nutrientes.** Tiene que ser realista. Las verduras solas no pueden sustentarlo, por lo que debe explorar el mundo del veganismo para poder compensar su deficiencia en proteínas, zinc, hierro, calcio, vitamina D, vitamina B12 y ácidos grasos omega-3. Hay fuentes no animales para estos y su conocimiento va a ser importante.

4. **Beber una cantidad insuficiente de agua.** El cuerpo necesita agua (al menos siete vasos al día), sea o no vegano. Pero como tal, el agua es necesaria para mover la fibra de manera más eficiente. Su dieta va a ser muy fibrosa debido a las frutas y verduras, y necesita agua para evitar problemas de estreñimiento, gases e hinchazón.

5. **Darle poca o ninguna importancia a la planificación de comidas.** Algunas personas se sienten demasiado seguras y, por lo tanto, abandonan lo que han estado haciendo al comienzo de su viaje, como la planificación de las comidas. Eso está bien en realidad, pero lo hace más propenso al error. La planificación de comidas le permite ser más exigente con sus esfuerzos. Vigile sus comidas de cerca, para que pueda mantener la dieta. Tanto como pueda, observe religiosamente este hábito para que pueda verificar la nutrición, las calorías y los ingredientes. Además, es más fácil garantizar variedad cuando se sienta a planear.

Si no se tiene cuidado, es fácil sufrir de estos riesgos, así que asegúrese de prestar más atención a lo que está comiendo.

Escribiendo su Plan de Dieta Vegana

Se le proporciona un plan de muestra al final de este libro. Utilizará este plan como plantilla, para que pueda comenzar a escribir el suyo propio. ¿Cómo se escribe un plan de alimentación?

- **Paso 1: Conozca los límites de su dieta.** ¿Qué comidas puede comer? ¿Qué comidas debería evitar? Es pertinente que tenga esto establecido antes que nada porque los siguientes pasos dependerán de tsu perfecto conocimiento de los límites de su dieta.

- **Paso 2: Determine sus macros y calorías.** ¿Cuántas calorías consumirá diariamente? ¿Esto será suficiente para sus necesidades primarias y especiales? ¿Se va a ejercitar? Si es así, debe asegurarse de que su ingesta calórica lo respalde.

¿Cuál es la proporción de sus macronutrientes calóricos? ¿Qué cantidad de proteínas, grasas y carbohidratos tendrá su dieta? Es esencial que determine esto para que pueda diseñar un plan de comidas que satisfaga las demandas y requisitos de su cuerpo.

- **Paso 3: ¿Cuántas comidas va a hacer al día?** ¿Va a hacer tres comidas, desayuno, almuerzo y cena? ¿O va a hacer cinco comidas: desayuno, almuerzo, cena, bocadillos de la mañana y la tarde? Debe tomar una decisión sobre esto porque debe dividir los macronutrientes y las calorías apropiadamente.

- **Paso 4: Cree su menú**. Si usted es un experto en la cocina y escribe sus recetas, puede divertirse en esta sección de la creación de su plan porque aquí es donde puede expandir su imaginación y creatividad. Si no tiene idea de cómo crear una receta, no se preocupe, porque hay demasiadas fuentes que puede usar. Este libro ha incluido hasta 30 recetas para que pruebe. Siéntase libre de ajustarlas de acuerdo a su gusto.

- **Paso 5: Empiece a comprar**. Ha anotado todo y lo ha planeado cuidadosamente; ahora es el momento de escribir una lista de compras basada en su plan de comidas. Un plan de comidas es bueno porque dirige sus acciones en el supermercado o mercado. No tiene que ir de pasillo en pasillo pensando qué conseguir; solo tiene que seguir una lista basada en el plan. Va a ser fácil.

Características Nutricionales de su Dieta Vegana

Este libro ha hablado sobre calorías, macros nutricionales, etc. Quizás esté confundido acerca de cómo planificar su dieta. La siguiente es una guía que puede usar:

Macros Calóricos (Macronutrientes)

La ingesta calórica diaria de una persona depende de este requisito. Una persona puede abastecerse con 1500-3000 calorías dependiendo de qué tan activo sea.

Género	Edad	Calorías		
		Sedentario	Moderadamente Activo	Activo
Niño	2-3	1000	1000-1400	1000-1400

Masculino	4-8	1400	1400-1600	1600-2000
	9-13	1800	1800-2200	200
	14-18	2200	2400-2800	0-2600
	19-30	2400	2500-2800	280
	31-50	2200	2400-2600	0-3200
	51+	2000	2200-2400	300
				0
				280
				0-3000
				240
				0-2800

Femenino	Edad			
	4-8	1200	1400-1600	1400-1800
	9-13	1600	1600-2000	1800-2200
	14-18	2000	2000	2400
	19-30	1800	2000-2200	2400
	31-50	1600	2000	2200
	51+		1800	2000-2200

Sus macros calóricos contienen proteínas, grasas y carbohidratos. El porcentaje que cada uno tomará dependerá de su necesidad personal. Aquellos que realizan mucha actividad física necesitarán mayores cantidades de carbohidratos para obtener energía; aquellos que sigan la dieta cetogénica mantendrán una dieta alta en grasas y baja en carbohidratos; y aquellos que apoyan la dieta paleo mantendrán una dieta alta en proteínas y baja en carbohidratos.

- La proteína contiene 4 calorías por gramo.
- Los carbohidratos contienen 4 calorías por gramo.
- La grasa contiene 9 calorías por gramo.

La tabla anterior muestra un cálculo de la cantidad de calorías que necesita por día, dependiendo de cuán activa sea su vida. El porcentaje más común dividido para estos macronutrientes es 40:40:20, donde el 20% es grasa. Puede cambiar el porcentaje según el tipo de dieta que desee, pero use esta ecuación para calcular las calorías:

Ingesta diaria de calorías x porcentaje de macro = calorías

Esto significa que si sigue la división de macros dada anteriormente, su requerimiento de grasa por día (si es una mujer de 30 años con un estilo de vida sedentario) será:

2000 x 0.2 = 400 calorías

Como hay 9 calorías por gramo de grasa, 400/9 = 44.44 gramos. Necesita 44.44 gramos de grasa por día.

Ahora, aquí hay un resumen de sus requerimientos nutricionales. Es esencial que suministre su dieta adecuadamente, para satisfacer las necesidades de su cuerpo.

Nutriente	Requerimiento Diario
Proteína	0,9 g por kg de peso

Hierro	14.4-32.4 mg
Calcio	1000 mg (hombres y mujeres entre 19-50 años)
Vitamina B12	2 mcg
Vitamina D	800 UI
Yodo	150-300 mg
Zinc	15 mg
Ácidos grasos Omega-3	250-500 mg

También hay algunas aplicaciones que puede descargar en su teléfono inteligente y en sus dispositivos para poder hacer esto de manera eficiente. Las aplicaciones como "MyFitnessPal" le ayudan a llevar un registro de sus comidas y actividades por día mientras toma en cuenta las calorías y la nutrición. El uso de estas aplicaciones le ayudará a asegurarse de obtener todo lo que necesite.

¿Ha disfrutado este libro hasta ahora? Con suerte, ha aprendido mucho porque ya está a mitad de camino; los siguientes capítulos serán aún más emocionantes.

Capítulo 5: Recetas Veganas de Desayuno

La primera comida del día es vital. Mucha gente tiende a descuidarla, pero es una práctica muy equivocada. Su desayuno está destinado a comenzar su día con buen pie, así que asegúrese de tener una buena comida en la mañana.

Eche un vistazo a estas recetas fáciles de seguir:

Waffles de Cebollín con Champiñones en Soya y Arce

Para: 6 porciones

Preparación: 25 minutos

Cocción: 20 minutos

Ingredientes:

- 1 cucharada de polvo de hornear
- 130 g de harina
- 1 cucharadita de jugo de limón
- 1 cucharada de jarabe o sirope de arce (maple)
- 500 ml de leche de arroz o leche de soja
- 6 champiñones, rebanados
- 150g de polenta
- 2 cucharaditas de salsa de soja ligera
- 100 g de batata o camote, puré
- 2 cucharadas de aceite de colza
- Un manojo de cebollín o cebolleta cortado
- aceite de oliva
- yogur de soja (opcional)
- sal y pimienta, al gusto

Direcciones:

1. En un tazón, combine la leche, el aceite de colza y el vinagre. Mézclelos bien y agregue el puré de batata y mezcle todo bien.

2. En otro recipiente, combine la harina, la polenta y el polvo de hornear. Sazone con sal. Combine el contenido de ambos tazones y luego agregue el cebollín para terminar la masa.

3. Precaliente la plancha de gofres o waffles, luego vierta la mezcla y cocine durante aproximadamente 4-5 minutos.

4. En un tazón pequeño, combine la salsa de soja con el jarabe de arce. Cubra los champiñones con esta mezcla y sazone con pimienta. Finalmente, saltee los champiñones hasta que estén cocidos.

5. Sirva los champiñones encima de los waffles, luego agregue una cucharada de yogur de soja y una pizca de cebollín.

Calorías	Grasa	Carbohidratos	Fibra	Proteína	Sodio
27	8g	30g	4g	7g	1.2g

Tostadas con Salsa de Aguacate y Frijoles Mexicanos

Para: 4 porciones

Preparación: 20 minutos

Cocción: 10 minutos

Ingredientes:

- 1 aguacate, finamente rebanado
- 2 latas de frijoles negros
- 4 rebanadas de pan
- 1 cucharadita de hojuelas de chile o 2 cucharaditas de pasta de chipotle
- 1 cucharadita de comino molido
- 2 dientes de ajo, triturados
- Jugo de ½ lima
- 4 cucharadas de aceite de oliva
- 1 cebolla, finamente picada

- 270g de tomates cherry, en cuartos
- manojo de cilantro

Direcciones:

1. En un tazón, combine el jugo de lima, ¼ de cebolla, tomates y 1 cucharada de aceite y déjelo a un lado.

2. En una sartén, saltee las cebollas restantes y el ajo, luego agregue el comino y las hojuelas de chile (o chipotle). Agregue un chorrito de agua y los frijoles, luego agregue la mayor parte de la mezcla de tomate con la mayor parte del cilantro.

3. Mientras tanto, tueste el pan con una llovizna del restante ¼ de aceite.

4. Para servirlo todo, coloque una cucharada de la mezcla de frijoles sobre la tostada y agregue unas rebanadas de aguacate, y cúbralo con el cilantro restante y la mezcla de tomate.

Calorías	Grasa	Carbohidratos	Fibra	Proteína	Sodio
368	19g	30g	13g	12g	0,9g

Panecillos de Amapola y Limón

Sirve: 12 porciones

Preparación: 10 minutos

Cocción: 15 minutos

Ingredientes:

- 4 cucharaditas de polvo de hornear
- 2 tazas de harina todo uso
- 1 limón, jugo y ralladura
- ¾ taza de margarina
- 2 cucharadas de semillas de amapola
- ½ cucharadita de sal
- ½ taza de leche de soja
- ¾ taza de azúcar blanco
- ½ vaso de agua

Direcciones:

1. Precaliente a 400°F. Engrase una bandeja para hornear.

2. En un tazón, combine la harina, el polvo de hornear, el azúcar y la sal y mézclelos todos juntos. Lentamente agregue la margarina hasta que la mezcla esté suave.

3. Agregue el jugo de limón y la ralladura, las semillas de amapola, la leche de soja y el agua. Mezcle todo para formar la mezcla.

4. Con una cuchara, mezcle ¼ de taza de masa en la bandeja para hornear y asegúrese de que estén a aproximadamente 3 pulgadas de distancia entre sí.

5. Póngalos en el horno y hornéelos por 10-15 minutos o hasta que estén dorados.

Calorías	Grasa	Carbohidratos	Proteína	Sodio
250	12.3	30,8 g	3 g	0.354g

Crepes Veganos

Para: 4 personas

Preparación: 5 minutos

Cocción: 20 minutos

Ingredientes:

- 1 taza de harina sin blanquear para todo uso
- 2 cucharadas de jarabe de arce
- ½ taza de margarina de soja
- ½ taza de leche de soja
- ¼ cucharadita de sal
- 1 cucharada de azúcar turbinado
- ½ vaso de agua

Direcciones:

1. En un tazón grande, combine agua, leche de soja, ¼ taza de margarina, jarabe de arce, azúcar, harina y sal. Cubra todo y enfríelo en el refrigerador por aproximadamente 2 horas.

2. En una sartén, caliente la margarina de soja y vierta aproximadamente 3 cucharadas de la mezcla para crear la crepe. Dele la vuelta para cocinar el otro lado.

3. Puede elegir cualquier fruta fresca para su relleno.

Calorías	Grasa	Carbohidratos	Proteína	Sodio
268	12.1g	35,6 g	4.3g	0,295 g

Panquecas de Garbanzo y Avena

Para: 4 personas

Preparación: 5 minutos

Cocción: 15 minutos

Ingredientes:

- 1 cucharadita de polvo de hornear
- ½ cucharadita de canela en polvo
- ¼ taza de harina de maíz amarillo
- ½ taza de harina de garbanzo
- ¾ taza de avena
- 1 taza de agua

Direcciones:

1. En un tazón grande, combine avena, harina de garbanzo, canela, harina de maíz y polvo de hornear. Puede agregar más agua si la mezcla es demasiado espesa. Mezcle todo continuamente hasta que esté suave y cremoso.

2. En una plancha, caliente el aceite y vierta una cucharada grande de la mezcla para cocinarla. Deje que se cocine durante aproximadamente 3 minutos por cada lado.

3. Sirva los panqueques con su fruta fresca o jarabe favorito.

Calorías	Grasa	Carbohidratos	Proteína	Sodio
133	1,9 g	24,5 g	4.9	0,125 g

Capítulo 6: Recetas de Almuerzos Veganos

El almuerzo sirve como comida de parada en boxes o *pit stop*, por lo que si pasa un día muy agitado, esta comida será muy importante. Esto es esencial para garantizar que el cuerpo no se quede sin suministro para realizar sus diversas funciones.

Eche un vistazo a estas recetas fáciles de seguir:

Sofrito de Seitán y Frijol Negro

Para: 4 personas

Preparación: 20 minutos

Cocción: 25 minutos

Ingredientes:

- 1 lata de frijoles negros
- 1 chile rojo, finamente picado

- 1 cucharada de harina de maíz
- 1 cucharadita de polvo de cinco especias chinas
- 3 dientes de ajo
- 2-3 cucharadas de aceite vegetal
- 300g pak choi, picado
- 1 cucharada de mantequilla de maní
- 2 cucharadas de vinagre de arroz
- 1 pimiento rojo, en rodajas
- 1 pieza de seitán
- 2 cebolletas, en rodajas
- 75 g de azúcar moreno
- 2 cucharadas de salsa de soja
- arroz o fideos, cocinado

Direcciones:

1. En un procesador de alimentos, combine los frijoles con el azúcar morena, el ajo, la salsa de soja, el polvo de cinco especias, el vinagre de arroz, la mantequilla de maní y el chile rojo. Agregue agua para hacerlo más suave, luego vierta todo en una cacerola y caliéntela hasta que se espese.

2. Seque el seitán y métalo en un bol con harina de maíz y déjelo a un lado.

3. En una sartén grande, caliente el aceite y luego sofría el seitán hasta que esté dorado en los bordes, luego déjelo a un lado.

4. Usando la misma bandeja, séquela y agregue aceite. Saltee los pimientos, pak choi, cebolleta y los frijoles restantes. Agregue el seitán y vierta la salsa. Lleve todo a ebullición y sírvalo encima del arroz cocido o fideos.

Calorías	Grasa	Carbohidratos	Fibra	Proteína	Sodio
326	8g	37g	7 g	22g	3,08 g

Quiche de Espinacas y Tofu Sin Huevo

Para: 6 porciones

Preparación: 15 minutos

Cocción: 30 minutos

Ingredientes:

- 2/3 taza de queso cheddar libre de lácteos, rallado
- ½ copa de queso suizo libre de lácteos, rallado
- 1 cucharadita de ajo picado
- 1/3 taza de leche de almendras
- ¼ taza de cebolla, cortada en cubos
- 9 pulgadas de corteza de pastel sin hornear
- 10 oz de espinacas congeladas, descongeladas y picadas
- 8 oz de tofu
- sal y pimienta, al gusto

Direcciones:

1. Precaliente el horno a 350°F

2. En una licuadora, combine la leche y el tofu y mezcle hasta que quede suave. Condimente con sal y pimienta.

3. En un tazón, mezcle el ajo, la espinaca, la cebolla, el queso suizo, el queso cheddar y la mezcla preparada de tofu. Mezcle todo bien y luego viértalo en la corteza de pastel.

4. Métalo en el horno y déjelo hornear durante 30 minutos o hasta que la parte superior esté dorada.

Calorías	Grasa	Carbohidratos	Proteína	Sodio
288	18,8 g	18,5 g	12,7 g	0.489g

Macarrones Veganos Sin Queso

Para: 4 personas

Preparación: 15 minutos

Cocción: 45 minutos

Ingredientes:

- 1 taza de anacardos o merey
- 1 cucharadita de ajo en polvo
- jugo de 1/3 limón
- 1 cucharadita de cebolla en polvo
- 1 cebolla picada
- 8 oz de macarrones
- 1/3 taza de aceite de canola
- 1 cucharada de aceite vegetal
- 4 oz de pimientos rojos asados
- 1 1/3 tazas de agua
- 3 cucharadas de levadura nutricional

- sal al gusto

Direcciones:

1. Precaliente el horno a 350°F.

2. En una olla, hierva el agua con una pizca de sal y cocine los macarrones a al dente, durante aproximadamente 8 a 10 minutos. Déjelo a un lado en un recipiente para hornear.

3. En una sartén, caliente el aceite y saltee las cebollas hasta que se doren y añádalas a los macarrones.

4. En una licuadora, combine el jugo de limón, anacardos, agua y sal. Poco a poco agregue los pimientos rojos asados, aceite de canola, ajo en polvo, levadura nutricional y cebolla en polvo. Continúe mezclando todo hasta lograr una consistencia suave.

5. Añada la mezcla de los macarrones y meta el plato en el horno para hornear durante unos 10-15 minutos o hasta que se dore.

Calorías	Grasa	Carbohidratos	Fibra	Proteína	Sodio
648	31,2 g	69.6g	1g	16,5 g	0.329 g

Pasta con Tomate, Albahaca y Aceite de Oliva

Sirve: 8 porciones

Preparación: 15 minutos

Cocción 10 minutos

Ingredientes:

- ½ taza de albahaca fresca, cortada en tiras
- 2 dientes de ajo picado
- ½ taza de aceite de oliva
- 16 oz de pasta farfalle
- 2 tomates Roma, sin semillas y picados
- sal y pimienta al gusto

Direcciones:

1. En una olla, hierva el agua con sal y cocine la pasta hasta que esté al dente, durante 8 a 10 minutos. Escúrrala y déjela a un lado.

2. En un tazón, mezcle la pasta cocida con aceite de oliva, tomates, albahaca y ajo. Sazone con sal y pimienta y sírvala.

Calorías	Grasa	Carbohidratos	Proteína	Sodio
345	14,9 g	44,1 g	8,4 g	3g

Hamburguesa de Zanahoria, Arroz y Nueces

Sirve: 20

Preparación: 1 hora

Cocción: 1 hora 30 minutos

Ingredientes:

- 1 taza de anacardos, tostado
- 6 zanahorias, picadas
- 1 cucharada de aceite de oliva extra virgen
- 1 cebolla dulce, picada
- 3 tazas de arroz integral, sin cocer
- 1 lb de semillas de girasol sin sal, tostadas
- 6 tazas de agua
- sal al gusto

Direcciones:

1. En una olla, hierva el arroz en agua y reduzca el fuego para dejar hervir a fuego lento durante aproximadamente 45 minutos.

2. En un procesador de alimentos, combine anacardos y semillas de girasol y déjelo correr hasta que quede suave. Hágalo a un lado.

3. Coloque las cebollas y las zanahorias en el procesador de alimentos hasta que estén finamente trituradas y combínelas con las nueces.

4. Corra el arroz con aceite en el procesador de alimentos hasta que quede suave y mezcle esto con todo. Sazonar con sal y formar las hamburguesas.

5. Ase las hamburguesas por alrededor de 6-8 minutos por lado o hasta que estén doradas. Sirva con panes de trigo integral o ensaladas.

Calorías	Grasa	Carbohidratos	Proteína	Sodio
270	16,2 g	26,3 g	7,7 g	0,073 g

Capítulo 7: Recetas de Cenas Veganas

Las cenas son como una recompensa por cualquier día que haya tenido. No tiene que ser pesada, pero debería ser lo suficientemente nutritiva como para permitir que su cuerpo se recupere completamente del día. Algunas personas pensarían omitir la cena porque están a punto de retirarse por el día. El cuerpo realiza funciones específicas durante el sueño, por lo que debe proporcionarle lo que necesita, para que pueda estar renovado para la mañana siguiente.

Eche un vistazo a estas recetas fáciles de seguir:

Curry de Batatas y Coco

Para: 6 porciones

Preparación: 20 minutos

Cocción: 6 horas 30 minutos

Ingredientes:

- 250 g de col roja, rallada
- ½ cucharadita de pimienta cayena
- 2 chiles rojos, sin semillas y en rodajas
- 3 dientes de ajo, triturados
- 1 pequeña raíz de jengibre, pelado
- 400 ml de leche de coco
- 4 cucharaditas de aceite de oliva
- 2 cebollas picadas en rodajas
- 300g de passata
- 1 cucharadita de paprika
- 2 cucharadas de mantequilla de maní

- 2 pimientos rojos, sin semillas y en rodajas
- 1 kg de batatas, picadas
- manojo de cilantro
- cuscús, cocinado

Direcciones:

1. En una sartén, caliente el aceite y sofría la cebolla y el ajo hasta que estén tiernos. Agregue el jengibre, pimentón y pimienta. Cocine todo por un minuto y luego colóquelo en la olla de cocción lenta.

2. Usando la misma sartén, caliente aceite y saltee el chile, la col roja y el pimiento rojo. Cocine todo por 4-5 minutos y luego colóquelo en la olla de cocción lenta.

3. Usando la misma sartén, agregue el aceite restante y fría las batatas hasta que los bordes se hayan dorado y luego colóquelas en la olla de cocción lenta.

4. Cubra el contenido de la olla de cocción lenta con leche de coco y la passata. Cubra todo y deje que se cocine durante aproximadamente 6-8 horas o hasta que las batatas estén tiernas.

5. Antes de terminar, agregue la mantequilla de maní y sazone con sal y pimienta. Sirva el curry encima del cuscús y adorne con cilantro.

Calorías	Grasa	Carbohidratos	Fibra	Proteína	Sodio
434	22g	47g	10g	6g	0,2g

Pie Shepherd Vegano

Sirve: 8 porciones

Preparación: 30 minutos

Cocción: 1 hora 20 minutos

Ingredientes:

- 4 zanahorias, en cubos
- 4 apios, picados
- 400 g de garbanzos
- 3 dientes de ajo, triturados
- 2 puerros, picados
- ½ paquete pequeño de mejorana u orégano, picado
- 20 ml de aceite de oliva
- 2 cebollas, picadas
- 1 paquete pequeño de perejil, picado
- 300g de guisantes congelados

- 30g de champiñones porcini secos, empapados y escurridos
- 2 cucharaditas de pimentón ahumado
- 1,2 kg de patatas
- ½ paquete pequeño de salvia, picado
- 300 g de espinacas congeladas
- 1 calabaza, pelada y cortada en cubos
- ½ paquete pequeño de tomillo, recogido
- 2 cucharadas de puré de tomate
- 50 ml de aceite vegetal
- 1 cubo de caldo de verduras
- Salsa de tomate ketchup (opcional)

Direcciones:

1. Precaliente el horno a 350°F.

2. En una cacerola, hierva las papas sin pelar, hasta que la piel se separe. Escúrralas y póngalas a un lado.

3. En una sartén, caliente el aceite y saltee las cebollas, los champiñones, los puerros y las zanahorias. Agregue caldo de verduras y deje que las cosas hiervan a fuego lento.

4. Agregue el ajo, el pimentón, el puré de tomate, la calabaza y la mezcla de hierbas. Finalmente, agregue el apio y cocine todo.

5. Agregue los garbanzos, incluyendo el agua de la lata, luego agregue la espinaca y los guisantes.

6. Pele las patatas y mezcle 200 g en el caldo. Tome el resto de las papas y combínelas con aceite de oliva y perejil.

7. Divida el relleno de papa en los platos de tarta y cubra con las papas picadas. Póngalos en el horno y déjelos hornear por 45 minutos o hasta que la parte superior esté dorada. Sirva con o sin ketchup.

Calorías	Grasa	Carbohidratos	Fibra	Proteína	Sodio
348	11g	43g	13g	11g	0,5g

Asado de Verano de Verduras y Garbanzos

Para: 4 personas

Preparación: 20 minutos

Cocción: 50 minutos

Ingredientes:

- 1 berenjena, en rebanadas gruesas
- 400g de garbanzos en lata
- 1 cucharada de semillas de cilantro
- 1 manojo de cilantro, picado
- 3 calabacines, en rebanadas gruesas
- 3 dientes de ajo, picados
- 4 cucharadas de aceite de oliva
- 1 cebolla picada
- 2 pimientos rojos, sin semillas y picados
- 2 patatas peladas y picadas
- 400 g de tomates enlatados, picados

Direcciones:

1. Precaliente el horno a 428° F.

2. Tome un envase para hornear y coloque todas las verduras en él. Sazone con semillas de cilantro, aceite de oliva, sal y pimienta. Introdúzcalo en el horno y déjelo asar durante aproximadamente 45 minutos o hasta que las verduras se pongan marrones en los bordes.

3. Baje el fuego y agregue los garbanzos y los tomates, luego deje que todo hierva a fuego lento. Rocíe con aceite y agregue cilantro justo antes de sacarlo del fuego.

Calorías	Grasa	Carbohidratos	Fibra	Proteína	Sodio
327	15g	40g	9g	11g	0,51g

Verduras y Tofu en Salsa de Maní

Para: 4 personas

Preparación: 10 minutos

Cocción: 10 minutos

Ingredientes:

- 1 cabeza de brócoli, picado
- 1 ½ cucharada de melaza
- 5 champiñones, en rodajas
- 1 pimiento rojo
- 1 cucharada de aceite de cacahuete
- ½ taza de mantequilla de maní
- 2 cucharadas de salsa de soja
- 1 lb de tofu firme, picado en cubos
- 2 cucharadas de vinagre
- ½ taza de agua caliente
- pimienta cayena molida, al gusto

Direcciones:

1. En una sartén, saltee el pimiento rojo, el brócoli, el champiñón y el tofu durante aproximadamente 5 minutos.

2. Mientras tanto, en un tazón, combine agua caliente, mantequilla de maní, salsa de soya, vinagre, melaza y pimienta cayena. Mézclelo bien y vierta esto sobre las verduras en la sartén. Deje que las cosas hiervan a fuego lento hasta que las verduras estén tiernas.

Calorías	Grasa	Carbohidratos	Proteína	Sodio
442	29,9 g	24g	29g	0.641g

Fajitas Veganas

Para: 6 porciones

Preparación: 20 minutos

Cocción: 20 minutos

Ingredientes:

- 15 onzas de frijoles negros
- 1 cucharadita de chile en polvo
- 8,75 oz de maíz en grano entero
- ¼ taza, 2 cucharadas de aceite de oliva
- 1 cebolla, en rodajas
- 1 cucharadita de orégano seco
- 1 pimiento verde, picado en tiritas
- 1 pimiento rojo, picado en tiritas
- 4 tortillas de trigo entero
- 1 cucharadita de azúcar blanco
- 2 calabazas amarillas, picadas en tiritas

- ¼ taza de vinagre de vino tinto
- 2 calabacines, picados en tiritas
- sal de ajo, al gusto
- sal y pimienta al gusto

Direcciones:

1. En un tazón, mezcle el vinagre, el aceite de oliva, el chile en polvo, el orégano, el azúcar, la sal de ajo, la sal y la pimienta. Mezcle todo bien

2. Agregue la calabaza amarilla, el calabacín, el pimiento verde, el pimiento rojo y la cebolla. Deje que se maceren en el refrigerador durante aproximadamente 30 minutos. Escurra el adobo antes de cocinar.

3. En una sartén, sofría las verduras hasta que estén tiernas. Agregue los frijoles y el maíz y continúe cocinando hasta que las verduras se hayan dorado.

4. Arregle las fajitas y rellene las tortillas para servir.

Calorías	Grasa	Carbohidratos	Proteína	Sodio
198	14,4 g	17,9 g	3g	0,130 g

Capítulo 8: Recetas de Postres Veganos

Siempre hay lugar para el postre, y como vegano, aún debe dejar espacio para lo dulce porque hará que las comidas sean mucho más deliciosas. No piense que solo porque se ha convertido en vegano, no puede disfrutar las cosas divertidas de la vida. Está equivocado.

Eche un vistazo a estas recetas fáciles de seguir:

Pastel Vegano de Zanahoria

Porciones: 12-15

Preparación: 35 minutos

Cocción: 25 minutos

Ingredientes:

- 1 ½ cucharadita de polvo para hornear
- 4 zanahorias, ralladas

- 2 cucharadas de mantequilla de anacardos
- 1 cucharadita de canela
- 4 sobres de crema de coco
- 250ml de aceite de coco, derretido
- 420 g de harina de trigo
- 1 cucharadita de jengibre
- 1 cucharada de jugo de limón
- 1 cucharadita de nuez moscada
- 60ml, 210ml de leche de avena
- 1 naranja, solamente la ralladura
- 1 ½ cucharadita de bicarbonato de sodio
- 300 g de azúcar morena
- 50 g de azúcar glasé
- 1 ½ cucharadita de esencia de vainilla
- 75g de nueces, picadas
- flores comestibles, opcional

Direcciones:

1. En un tazón, combine la crema de coco con jugo de limón y 2 cucharadas de agua caliente. Mezcle todo bien hasta que quede suave, luego agregue la mantequilla de anacardo. Finalmente, agregue el azúcar glasé y una vez que esté adecuadamente mezclado, déjelo a un lado en el refrigerador para que se asiente.

2. Precaliente el horno a 350°F. Engrase dos moldes para pasteles con aceite de coco.

3. En un tazón, combine el azúcar y el aceite y luego agregue la leche y la esencia de vainilla. Una vez mezclado, agregue la harina, el bicarbonato de sodio, el polvo para hornear y la ralladura de naranja. Por último, agregue las zanahorias y los frutos secos.

4. Divida la mezcla entre los envases para hornear y póngalas en el horno para hornear durante unos 25-30 minutos o hasta que salga limpio un palillo de dientes.

5. Apile los pasteles uno encima del otro, con una capa de glaseado en el medio. Luego extienda el resto del glaseado sobre la torta y termínela con una pizca de nueces, canela y flores comestibles (si está usando).

Calorías	Grasa	Carbohidratos	Fibra	Proteína	Sodio
501	31g	49g	2g	5g	0,45g

Barras de Galletas de Carmelo Salado

Rinde: 18 piezas

Preparación: 45 minutos

Cocción: 15 minutos

Ingredientes:

- 20g de almendras molidas
- 150g de chocolate negro libre de lácteos
- 3 cucharadas o 2 cucharadas de aceite de coco, derretido
- 125g de dátiles Medjool sin hueso
- 50 ml de jarabe de arce
- ½ cdas. leche de almendras
- 1 ½ cdas. De mantequilla de maní o mantequilla de almendras
- 80g de copos de avena
- pizca de sal

Direcciones:

1. Precaliente el horno a 350° F y forre una bandeja para hornear con papel pergamino.

2. En un procesador de alimentos, meta la avena y déjela correr hasta que parezca harina. Agregue las almendras, el jarabe de arce y 3 cucharadas de aceite de coco y mezcle bien todo.

3. Una vez que se forme la mezcla, enróllela y luego córtela en barras rectangulares, luego colóquelas en la bandeja para hornear. Póngalas en el horno y déjelas hornear por unos 10 minutos.

4. En el mismo procesador de alimentos, combine los dátiles, la mantequilla de maní (o mantequilla de almendras), el aceite de coco y la leche de almendras. Sazone esto con sal y déjelo correr hasta que esté suave. Uno por uno, sumerja los bizcochos en la mezcla de caramelo y déjelos a un lado.

5. En un tazón resistente al calor, derrita el chocolate sobre una sartén con agua caliente, asegurándose de que el agua no entre en el chocolate. Sumerja los bizcochos bañados en caramelo y luego coloque todo en la bandeja.

6. Coloque la bandeja en el refrigerador y déjela adentro hasta que el chocolate se haya solidificado.

Calorías	Grasa	Carbohidratos	Fibra	Proteína	Sodio
137	8g	13g	2g	2g	0.1g

Helado de Menta-Chip y Leche de Coco

Sirve: 8 porciones

Preparación: 10 minutos

Ingredientes:

- 1/3 taza de jarabe de agave
- 3 oz chocolate negro vegano, picado
- 24 fl oz de leche de coco
- 1 cucharadita de extracto de menta

Direcciones:

1. Enfríe todos los ingredientes para hacer que el proceso de congelación sea mucho más rápido
2. En una licuadora, combine la leche de coco, el extracto de menta y el jarabe de agave. Ejecútelo hasta que la mezcla esté suave.

3. Siguiendo las instrucciones del fabricante, transfiera el contenido a una máquina para hacer helados. Agregue el chocolate y congele todo por 2 horas antes de servir.

Calorías	Grasa	Carbohidratos	Proteína	Sodio
269	22g	19,4 g	2,3 g	0,012 g

Pastel de Naranja Vegano

Sirve: 16 porciones

Preparación: 15 minutos

Cocción: 30 minutos

Ingredientes:

- 1 ½ cucharadita de bicarbonato de sodio
- 1 ½ tazas de harina todo uso
- 1 naranja, pelada
- 1 taza de azúcar blanco
- ½ taza de aceite vegetal
- ¼ cucharadita de sal

Direcciones:

1. Precaliente el horno a 375°F, engrase un molde para hornear de 8x8.

2. En una licuadora, combine la naranja hasta que mida 1 taza de jugo de naranja.

3. En un tazón, mezcle el jugo de naranja, el azúcar, la harina, el bicarbonato de sodio, el aceite vegetal y la sal. Bátalos bien juntos y viértalo en la bandeja para hornear.

4. Introdúzcalo en el horno y déjelo hornear por 30 minutos o hasta que esté cocido y salga limpiamente un palillo de dientes.

Calorías	Grasa	Carbohidratos	Fibra	Proteína	Sodio
157	7 g	22,8 g	1 g	1,3 g	0,155 g

Merengues de Rosa Veganos

Sirve: 40 porciones

Preparación: 30 minutos

Cocción: 1 hora 30 minutos

Ingredientes:

- ¾ taza de aquafaba (agua garbanzo)
- ¼ cucharadita de crema de tártaro
- ¼ cucharadita de jugo de limón
- 1 cucharadita de agua de rosas
- ¾ taza de azúcar de confitería

Direcciones:

1. Precalentar el horno a 200°F.

2. En un tazón grande, combine el agua de rosas, el aquafaba, la crema de tártaro y el jugo de limón. Con una batidora eléctrica, mezcle todo hasta que quede liviano y esponjoso. Agregue el azúcar de confitería, por incrementos, hasta que forme picos rígidos.

3. Coloque la mezcla en una manga pastelera y colóquela con una punta redonda.

4. Forme montones de la mezcla en las bandejas de hornear forradas con hojas para hornear. Póngalo en el horno y hornee durante 1 ½ a 2 horas o hasta que los merengues estén secos y firmes.

Calorías	Grasa	Carbohidratos	Proteína	Sodio
11	0g	2.4g	0g	0g

Capítulo 9: Sopas, Guisos y Ensaladas Veganas

Las sopas y ensaladas son excelentes aperitivos o guarniciones, por lo que es bueno tenerlas como una comida pequeña o como relleno. Los guisados, por otro lado, son un tipo especializado de plato que presenta una salsa espesa y sabrosa.

Ensalada de Bulgur Crujiente

Sirve: 4 personas

Preparación: 10 minutos

Cocción: 15 minutos

Ingredientes:

- 75g de almendras enteras blanqueadas
- 200 g de trigo bulgur

- 150g de edamame congelado en vainas, habas de soja
- 1 manojo de menta, finamente picado
- 3 cucharadas de aceite de oliva extra virgen
- 2 naranjas
- 1 manojo de perejil, finamente picado
- 2 pimientos Romano, sin semillas y en rodajas
- 150g rábanos, en rodajas finas

Direcciones:

1. Cocine el bulgur según las instrucciones del paquete. Póngalo a un lado.
2. En un recipiente, sumerja el edamame en agua hirviendo durante un minuto y luego drene.
3. En un tazón grande, combine el edamame empapado, las almendras, los rábanos, los pimientos, el perejil y la menta.

4. Pele 1 naranja y córtela en segmentos. Agregue esto al tazón.

5. Sáquele el jugo a la otra naranja, viértalo en un frasco pequeño y combínelo con aceite. Sazone y agite bien para dejar emulsionar. Mezcle esto con su ensalada.

Calorías	Grasa	Carbohidratos	Fibra	Proteína	Sodio
483	22g	50 g	9g	17g	0g

Sopa de Tomate

Sirve: 4 personas

Preparación: 15 minutos

Cocción: 20 minutos

Ingredientes:

- 2 hojas de laurel
- 1 zanahoria, cortada en cubos
- 1 palito de apio, picado
- 2 cucharadas de aceite de oliva
- 1 cebolla, cortada en cubitos
- 2 cucharaditas de puré de tomate
- 1 pizca de azúcar
- 1 ¼ kg de tomate, sin corazón y picados en cuartos
- 1,2 litros de caldo de verduras
- sal y pimienta al gusto
- crema agria (opcional)

Direcciones:

1. En una sartén, saltee la cebolla, la zanahoria y el apio. Cocine todas las verduras hasta que estén suaves y hayan perdido su color. Revuelva continuamente para evitar que se peguen al fondo de la sartén.

2. Agregue el puré de tomate y revuelva todo hasta que las verduras se pongan rojas.

3. Agregue las hojas de laurel y sazone todo con sal y pimienta. Coloque una tapa en la sartén para permitir que los tomates se cocinen hasta que se encojan.

4. Agregue el caldo de verduras y cocine hasta que hierva y luego deje hervir a fuego lento. Retire del fuego y déjelo reposar. Retire las hojas de laurel y deje que la sopa de tomate se mueva en el procesador de alimentos hasta que esté suave.

5. Regrese a la sartén y caliente. Sazone con sal y pimienta al gusto. Puede servir esto con crema agria fría encima.

Calorías	Grasa	Carbohidratos	Fibra	Proteína	Sodio
123	7 g	13g	4g	4g	1,08 g

Guiso de Cebada y Lentejas

Sirve: 8 personas

Preparación: 15 minutos

Cocción: 12 horas

Ingredientes:

- ¾ taza de cebada perla, sin cocer
- 1 cucharadita de albahaca seca
- 3 hojas de laurel
- 2 cucharaditas de ajo picado
- ¾ taza de lentejas secas
- ¼ taza hojuelas de cebolla seca
- 2 tazas de champiñones en rodajas
- 1 oz hongos Shitake, rasgados
- 2 cucharaditas de ajedrea seca
- 2 cuartos de caldo de verduras
- sal y pimienta al gusto

Direcciones:

1. En una olla de cocción lenta, combine el caldo de verduras, hongos shitake, champiñones, lentejas, cebada, ajo, hojuelas de cebolla, ajedrea, albahaca, hojas de laurel, sal y pimienta.

2. Cubra y deje que se cocine durante aproximadamente 4 a 6 horas. Retire las hojas de laurel y sirva.

Calorías	Grasa	Carbohidratos	Proteína	Sodio
213	1.2g	43.9g	8,4 g	0.466g

Sopa de Espinaca y Lentejas

Rinde: 4 personas

Preparación: 10 minutos

Cocción: 55 minutos

Ingredientes:

- 1 cucharadita de comino molido
- 2 dientes de ajo, aplastados
- 3 dientes de ajo, picados
- ½ taza de lentejas
- 2 cebollas blancas cortadas en anillos
- 10 oz de espinacas
- 1 cucharada de aceite vegetal
- 2 tazas de agua
- sal y pimienta al gusto

Direcciones:

1. En una sartén, caliente el aceite y saltee las cebollas hasta que se doren y agregue el ajo, y saltee durante aproximadamente un minuto.

2. Agregue el agua y las lentejas y ponga todo a hervir. Reduzca el fuego y deje que las cosas hiervan a fuego lento hasta que las lentejas se ablanden.

3. Agregue espinaca, comino y sal. Cubra la sartén otra vez y deje que las cosas hiervan a fuego lento. Agregue el ajo machacado y la pimienta al gusto.

Calorías	Grasa	Carbohidratos	Proteína	Sodio
155	4.3g	24g	9,7 g	0.639g

Frijoles Negros y Ensalada de Maíz

Rinde: 6 platos

Preparación: 25 minutos

Ingredientes:

- 1 aguacate, pelado y picado
- 15 onzas de frijoles negros
- ½ taza de cilantro fresco, picado
- 1 ½ taza de granos de maíz congelados
- 1 diente de ajo picado
- 1/3 taza de jugo de limón fresco
- ½ taza de aceite de oliva
- 6 cebollas verdes, picadas en rodajas finas
- 1 pimiento rojo, picado
- 1/8 cucharadita de pimienta cayena
- 1 cucharadita de sal

Direcciones:

1. En un frasco con tapa, combine el aceite de oliva, el jugo de lima, la pimienta cayena, el ajo y la sal. Cubra y agite para combinar todos los ingredientes.

2. En un tazón, combine el maíz, los frijoles, el pimiento, el aguacate, el tomate, el cilantro y la cebolla verde. Mezcle todo bien y vierta el aderezo de lima sobre él. Mezcle la ensalada para cubrir las verduras de manera uniforme.

Calorías	Grasa	Carbohidratos	Proteína	Sodio
391	24,5 g	35,1 g	10,5 g	0,830 g

Capítulo 10: Recetas de Snacks y Batidos Veganos

Los bocadillos pueden ser muy difíciles. Entre comidas, sentirá ligeros retortijones de hambre, y todo el mundo tiende a tomar una bolsa de papas fritas o una barra de chocolate. Como vegano en transición, será un desafío, por lo que debe equiparse con excelentes ideas para picar.

Eche un vistazo a estas recetas fáciles de seguir:

Smoothie de Fresa y Avena

Porciones: 2

Preparación: 10 minutos

Ingredientes:

- 1 banana, trozos

- 1 taza de leche de almendras
- ½ taza de avena
- 14 fresas, congeladas
- 1 ½ cucharadita de néctar de agave (opcional)
- ½ cucharadita de extracto de vainilla (opcional)

Direcciones:

1. En una licuadora, combine la avena, la leche, la banana, las fresas, el extracto de vainilla y el néctar de agave y mezcle. Ejecútelo hasta que esté suave y sirva frío.

Calorías	Grasa	Carbohidratos	Proteína	Sodio
205	2,9 g	42,4 g	4,2 g	0.083mg

Quesadillas de Batata, Chile y Mantequilla de Maní

Porciones: 2

Preparación: 15 minutos

Cocción: 45 minutos

Ingredientes:

- 1 aguacate maduro, pelado y picado
- ½ paquete de cilantro, desgarrado
- ½ limón, jugo y ralladura
- 3 cucharadas de aceite de oliva
- 1 cucharada de paprika ahumada
- 2 cucharadas de mantequilla de maní crujiente
- 3 batatas, en rodajas finas
- 4 tortillas de harina
- salsa de chile sriracha, al gusto

Direcciones:

1. Precaliente el horno a 400°F.

2. En un envase para hornear, mezcle las batatas, 2 cucharadas de aceite y la paprika y déjelo en el horno durante aproximadamente 15 minutos o hasta que las batatas estén crujientes.

3. En un tazón, combine el aguacate, la ralladura de lima y aplaste bien los aguacates, hasta que quede suave. Luego agregue la mantequilla de maní y el aceite de oliva restante.

4. En una sartén tipo plancha, caliente las tortillas por cada lado.

5. Para preparar, coloque la tortilla y esparza la mezcla de mantequilla de maní, luego agregue las batatas y la salsa de chile. Agregue la otra tortilla y presione hacia abajo para cocinarla aún más. Voltee la tortilla y haga lo mismo por el otro lado. Córtela en cuartos y sirva con rodajas de limón y aguacates triturados.

Calorías	Grasa	Carbohidratos	Fibra	Proteína	Sodio
947	51g	96g	18g	17g	1,7 g

Mermelada de Fresa Cruda

Rinde: 1 frasco de 350 gramos

Preparación: 15 minutos

Ingredientes:

- 2 cucharadas de semillas de chía
- 2 cucharadas de jugo de limón
- 2 cucharadas de jarabe de arce
- 400 g de fresas, peladas

Direcciones:

1. En un procesador de alimentos, mezcle ¾ fresas y pique el resto.
2. Agregue el jugo de limón, las semillas de chía y el jarabe de arce. Revuelva bien y luego déjelo reposar durante una hora. Revuelva de vez en cuando y espere a que se espese.

3. Guárdelo en un frasco en el refrigerador durante 4 días hasta un mes. Disfrute de esto en una tostada caliente.

Calorías	Grasa	Carbohidratos	Fibra	Proteína	Sodio
12	0,3 g	2g	1g	0,2 g	0g

Queso Crema Vegano de Anacardos

Rinde: 1 frasco de 400 g

Preparación: 15 minutos

Ingredientes:

- 250g de anacardos
- 1 jugo de limón
- 2 cucharadas de levadura nutricional
- 1 cucharada de agua
- 1 manojo de cebollín (opcional)
- ½ cucharadita de sal

Direcciones:

1. En un tazón, sumerja los anacardos en agua durante 4 horas o durante la noche.

2. Drene el agua del tazón y transfiera los anacardos a un procesador de alimentos. Agregue jugo de limón, levadura nutricional, sal y agua. Deje que las cosas funcionen hasta que la mezcla esté suave.

3. Transfiera la mezcla de queso crema a un recipiente y agregue el cebollín. Guárdelo en la nevera durante una hora y disfrútelo durante 3-4 días.

Calorías	Grasa	Carbohidratos	Fibra	Proteína	Sodio
124	9g	4g	1g	5g	0,3 g

Smoothie de Col Rizada y Banana

Sirve: 1 persona

Preparación: 5 minutos

Ingredientes:

- 1 banana
- 1 cucharada de semillas de lino
- 2 tazas de col rizada, picada
- 1 cucharadita de jarabe de arce
- ½ taza de leche de soya ligera sin azúcar

Direcciones:

1. En una licuadora, combine la banana, las semillas de lino, la col rizada, la leche de soja y el jarabe de arce. Licúelo hasta que quede suave.
2. Sírvalo sobre hielo, o puede congelar la banana durante la noche.

Calorías	Grasa	Carbohidratos	Proteína	Sodio
311	7.3	56,6 g	12,2 g	0,110 g

Capítulo extra: Plan de Inicio Vegano de 14 Días

Dado lo que ha aprendido, es hora de que aplique las cosas y vea qué tan bien lo hace. No va a ser fácil hacer un cambio, especialmente cuando es demasiado drástico. Pero aquí hay un plan de 14 días que puede usar como guía para que pueda hacer la transición con más facilidad.

Este plan de dos semanas es solo un comienzo, pero úselo como plantilla, para que pueda arrancar completamente con su nuevo estilo de vida, con mucha facilidad.

SEMANA 1

DÍA	DESAYUNO	ALMUERZO	CENA
LUNES	Panquecas Veganas con Arándanos	Quesadillas de Vegetales	Fideos de Jengibre con Ensalada de Verduras Mixtas

MARTES	Avena con Manzana y Canela	Pan Tostado con Frijoles y Vegetales	Ensalada de Falafel con Aderezo de Tahini
MIÉRCOLES	Panecillo Inglés con Mantequilla de Maní Mermelada de Chía y Bayas	Curry de Batata y Coliflor	Rollito de Primavera de Arcoíris de Vegetales

JUEVES	Smoothie de Col Rizada y Espinacas	Batatas Rellenas con Hummus	Hongos Portobello Estilo Barbacoa
VIERNES	Avena con Frutas y Frutas Frescas	Pilaf de Quinoa	Curry de Garbanzos
SÁBADO	Yogur con Muesli y Bayas Mixtas	Pan Tostado con Tomate y Queso Cheddar Sin Lácteos	Frittata de Mozzarella, Calabacín y Albahaca

| DOMINGO | Smoothie Verde Saludable | Rollo de Ensalada con Garbanzos | Guiso de Lentejas y Alcachofas |

SEMANA 2

DÍA	DESAYUNO	ALMUERZO	CENA
LUNES	Bocados de Avena con Banana	Sandwich de Calabacín Balsámico	Wraps de lechuga y Verduras Asadas
MARTES	Smoothie de Fresa y Avena	Arroz Integral con Batatas y Bok Choy Salteados	Tazón de Frijoles Negros y Quinoa

MIÉRCOLES	Tostada con Aguacate y Huevo	Ensalada Griega de Edamame	Batata y Lentejas Con Chile
JUEVES	Cereal de Quinoa con Leche de Almendras	Envase de Manzana y Queso Pita	Vegetales y Anacardos Salteados
VIERNES	Tostadas de Mantequilla de Maní y Canela	Fajitas de Vegetales	Pizza Vegana con Pita

SÁBADO	Burritos Cargados	Gnocchi de Alcachofa y Tomate	Tostadas con Calabaza y Frijoles Negros
DOMINGO	Pan de Maíz con Variedad de Bayas	Ensalada de Garbanzos con Pimentón Rojo Asado y Aderezo de Hummus	Sopa de Zanahoria y Pimiento Rojo con Tortillas Tostadas de Trigo Integral

Últimas palabras

¡Gracias de nuevo por la compra de este libro!

Realmente espero que este libro sea capaz de ayudarle.

El siguiente paso es unirse a nuestro boletín informativo por correo electrónico para recibir actualizaciones sobre cualquier lanzamiento próximo o promoción de un nuevo libro. ¡Usted puede registrarse de forma gratuita, y como beneficio adicional, también recibirá nuestro libro "7 Errores de Fitness Que No Sabe Que Está Cometiendo"! Este libro de bonus analiza muchos de los errores de fitness más comunes y desmitificará muchas de las complejidades y la ciencia de ponerse en forma. ¡Tener todo este conocimiento y ciencia del fitness organizados útilmente en un libro paso a paso, lo ayudará a comenzar en la dirección correcta en su viaje de entrenamiento! Para unirse a nuestro boletín gratuito por correo electrónico y recibir su libro gratis, visite el enlace y regístrese en: www.hmwpublishing.com/gift

Finalmente, si disfrutó este libro, me gustaría pedirle un favor. ¿Sería tan amable de dejar una reseña para este libro? ¡Sería tremendamente apreciado!

¡Gracias y buena suerte en su viaje!

Sobre el co-autor

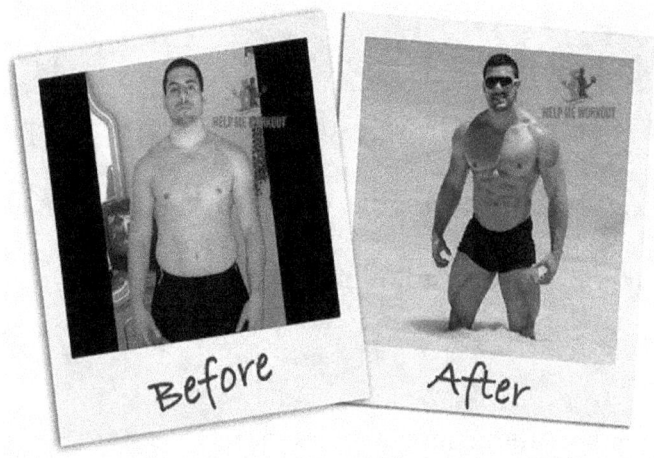

Mi nombre es George Kaplo. Soy un entrenador personal certificado de Montreal, Canadá. Comenzaré diciendo que no soy el hombre más grande que conocerá y este nunca ha sido mi objetivo. De hecho, comencé a entrenar para superar mi mayor inseguridad cuando era más joven, que era mi autoconfianza. Esto se debió a mi altura, porque medía solo 5 pies y 5 pulgadas (168 cm), lo cual me impedía intentar cualquier cosa que siempre quise lograr en la vida. Es posible que usted esté pasando por algunos desafíos en este momento, o simplemente puede querer ponerse en forma, y ciertamente puedo relacionarme.

Para mí, personalmente, el mundo de la salud y el fitness siempre me resultó interesante y quería ganar algo de músculo debido a la gran cantidad de acoso que recibí en mi adolescencia sobre mi estatura y mi cuerpo con sobrepeso. Decidí que no podía hacer nada acerca de mi altura, pero estaba seguro de que sí podía hacer algo acerca de cómo se veía mi cuerpo. Este fue el comienzo de mi viaje de transformación. No tenía idea de por dónde empezar, pero comencé. A veces me sentí preocupado y atemorizado de que otras personas se burlaran de mí por hacer los ejercicios de la manera incorrecta. Siempre deseé tener un amigo que estuviese a mi lado y que tuviera el conocimiento suficiente para ayudarme a comenzar y "mostrarme las cuerdas".

Después de mucho trabajo, estudio e innumerables pruebas y errores, algunas personas comenzaron a notar cómo me estaba poniendo más en forma y cómo comenzaba a interesarme mucho por el tema. Esto hizo que muchos amigos y caras nuevas vinieran a verme y me pidieran consejos de entrenamiento. Al principio, parecía extraño cuando la gente me pedía que los ayudara a ponerse en forma. Pero lo que me mantuvo en marcha fue cuando comenzaron a ver cambios en su propio cuerpo y me dijeron que era la primera vez que veían resultados reales. A partir de ahí, más personas siguieron viniendo a mí, y esto me hizo darme cuenta que tanto leer y estudiar en este campo me ayudó, pero también me permitió ayudar a otros. Ahora soy un entrenador personal totalmente certificado y he entrenado a numerosos clientes hasta la fecha que han logrado resultados sorprendentes.

Hoy, mi hermano Alex Kaplo (también Entrenador Personal Certificado) y yo, somos dueños y operadores de esta empresa editorial, donde traemos autores apasionados y expertos para escribir sobre temas de salud y ejercicio. También contamos con un sitio web de ejercicios en línea llamado "HelpMeWorkout.com" y me gustaría conectarme con usted invitándolo a visitar el sitio web en la página siguiente y registrarse en nuestro boletín electrónico (incluso obtendrá un libro gratis).

Por último, pero no menos importante, si está en la posición en la que estuve una vez y quiere orientación, no lo dude y pregúnteme... ¡Estaré allí para ayudarle!

Su amigo y entrenador,

George Kaplo
Entrenador Personal Certificado

Descargue otro libro de forma gratuita

Quiero agradecerle por comprar este libro y ofrecerle otro libro (tan largo y valioso como este libro), "Errores de Salud y Fitness Que No Sabe Que Está Cometiendo", completamente gratis.

Visite el siguiente enlace para registrarse y recibirlo: www.hmwpublishing.com/gift

En este libro, voy a desglosar los errores más comunes de salud y fitness que probablemente esté cometiendo en este momento, ¡y le revelaré cómo puede llegar fácilmente a la mejor forma de su vida!

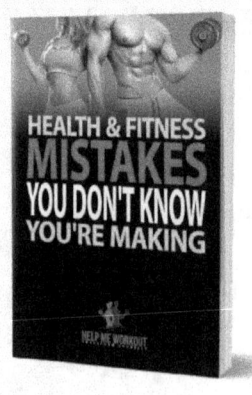

Además de este valioso regalo, también tendrá la oportunidad de obtener nuestros nuevos libros de forma gratuita, ingresar en concursos y recibir otros valiosos correos electrónicos de mi parte. De nuevo, visite el enlace para registrarse: www.hmwpublishing.com/gift

Derechos de autor 2017 por HMW Publishing - Todos los derechos reservados.

Este documento de HMW Publishing, propiedad de la compañía A&G Direct Inc, está orientado a proporcionar información exacta y confiable con respecto al tema y asuntos cubiertos. La publicación se vende con la idea de que el editor no está obligado a prestar servicios calificados, oficialmente autorizados o de otro modo calificados. Si es necesario un consejo, legal o profesional, se debe consultar a un individuo licenciado en la profesión.

De una Declaración de Principios que fue aceptada y aprobada por igual por un Comité del American Bar Association y un Comité de Editores y Asociaciones.

De ninguna manera es legal reproducir, duplicar o transmitir cualquier parte de este documento en forma electrónica o impresa. La grabación de esta publicación está estrictamente prohibida, y no se permite el almacenamiento de este documento a menos que cuente con el permiso por escrito del editor. Todos los derechos reservados.

La información provista en este documento se afirma que es veraz y coherente, en el sentido de que cualquier responsabilidad, en términos de falta de atención o de otro tipo, por el uso o abuso de cualquier política, proceso o dirección contenida en el mismo es responsabilidad absoluta y exclusiva del lector receptor. Bajo ninguna circunstancia se culpará o responsabilizará legalmente al editor por cualquier reparación, daño o pérdida monetaria debido a la información contenida en este documento, ya sea directa o indirectamente.

La información en este documento se ofrece únicamente con fines informativos, y es universal como tal. La presentación de la información es sin contrato o ni ningún tipo de garantía garantizada.

Las marcas comerciales que se utilizan son sin consentimiento, y la publicación de la marca comercial es sin el permiso o el respaldo del propietario de la marca comercial. Todas las marcas comerciales y marcas dentro de este libro son solo para fines aclaratorios y son propiedad de los propios propietarios, no están afiliados a este documento.

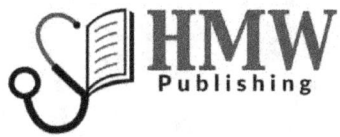

Para más libros geniales visite:

HMWPublishing.com

www.ingramcontent.com/pod-product-compliance
Lightning Source LLC
Chambersburg PA
CBHW070101120526
44589CB00033B/1172